DE LA
RÉTENTION D'URINE,
DES CARNOSITÉS
DU CANAL DE L'URÈTHRE,

ET DE TOUS AUTRES ACCIDENS QUI PEUVENT Y NAÎTRE.

CET OUVRAGE SE TROUVE CHEZ L'AUTEUR,

rue de Bourbon, n° 11, faubourg Saint-Germain;

ET AU DÉPÔT DE MA LIBRAIRIE,

Palais-Royal, galeries de bois, nos 265 et 266.

DE LA RÉTENTION D'URINE, DES CARNOSITÉS DU CANAL DE L'URÈTHRE,

ET DE TOUS AUTRES ACCIDENS QUI PEUVENT Y NAÎTRE;

Avec un nouveau moyen propre à les guérir, infiniment plus avantageux que tous ceux qui ont paru jusqu'à ce jour; suivi de plusieurs observations très-intéressantes.

Par M. Th. Pellin,

ANCIEN CHIRURGIEN-MAJOR BREVETÉ DU ROI,

Un des anciens Chirurgiens en chef de l'Hôpital-Militaire de Saint-Louis de la ville de Lyon, et ancien Médecin en chef de l'hospice de la Grande-Miséricorde de la ville de Marseille, etc.

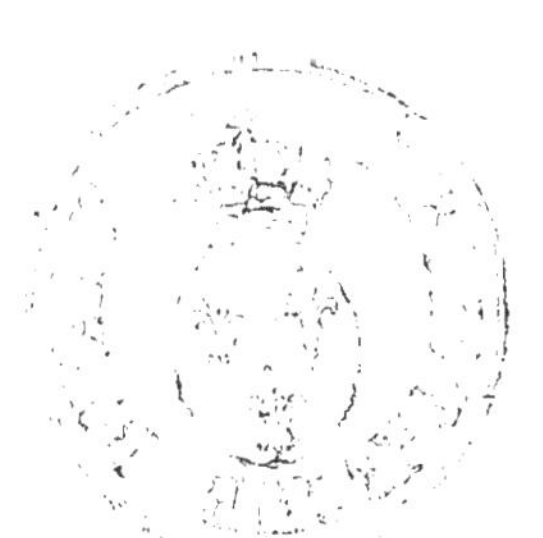

PARIS,

J. G. DENTU, IMPRIMEUR-LIBRAIRE,

rue des Petits-Augustins (ancien hôtel de Persan), n° 5.

1818.

INTRODUCTION.

Les arts et les sciences sont les enfans du Génie. Ils croissent par les recherches et l'observation; les découvertes sont leur aliment, l'expérience seule les fortifie. C'est ainsi qu'est la médecine, une science pleine d'attraits pour l'homme sensible qui s'en occupe. Mais avant qu'il puisse se livrer avec avantage à son exercice, que de veilles, d'études et de méditations à faire! que d'observations à répéter avant d'être à la hauteur des connaissances nécessaires! Celui qui s'y destine n'a rien à en espérer, si, dès le principe, il n'a pris la résolution de s'y consacrer tout entier. Ce n'est qu'avec ce sentiment, et un travail obstiné, qu'il peut espérer de vaincre les dégoûts que portent avec elles les recherches pénibles et assidues que fait naître le désir du succès. Quel stérile état que celui de suivre servilement les sentiers qui sont ouverts! Qui ne cherche pas à triompher des difficultés, et à se mettre au-dessus, n'est pas digne d'approcher du sanctuaire. S'il est beau de suivre les grands hommes, les auteurs célèbres, en marchant sur leurs traces, il est plus beau encore de les imiter dans leurs efforts en découvertes. Quels que soient les fruits qu'ont produits leurs brillans travaux, le champ de la médecine est si vaste, qu'il en reste toujours quelques-uns à cueillir : mais il faut, pour les obtenir, savoir développer dans ce champ une nouvelle culture ; y répandre à propos l'engrais qui doit le fertiliser. Les maux de l'humanité sont si multipliés que, quelle que soit l'étendue des connaissances que nous ont fournies ceux qui nous ont précédés, elle ne saurait nous suffire, tant les désordres de la vie sont immenses ! Combien l'homme qui est jaloux de payer son tribut à la science, doit redoubler d'efforts pour remplir cette tâche ! Car ce n'est qu'avec un travail assidu qu'on obtient du succès. Tels sont les sentimens qui m'animent depuis long-temps, et pour lesquels j'ai sans cesse multiplié mes travaux et mes recherches. Enfin, je crois avoir atteint mon but dans les nouveaux moyens que m'ont fournis mes découvertes sur la cure de la *rétention d'urine* et celle des *carnosités du canal de l'urèthre.* Je les offre avec la simplicité que donne l'intime conviction. Les nombreuses observations que j'ai faites à ce sujet, sont ma garantie. J'ose donc les présenter sans crainte d'être repoussé. L'homme qui marche à la clarté de ce flambeau, ne craint jamais de se tromper.

Les callosités, excroissances, fongosités, et généralement tout ce qui peut naître dans le canal de l'urèthre et s'opposer à la libre émission des urines, est ce qui constitue le cas dont je veux parler : il est, sans contredit, une des plus affligeantes maladies dont l'humanité puisse être affligée. C'est à sa cure que depuis longtemps j'ai consacré mes veilles. Si ce travail m'a conduit à des résultats avantageux, si je peux m'applaudir de mes succès, c'est par la douce satisfaction que me fait éprouver celle d'être utile à mes semblables, sur-tout dans un cas qui est si souvent l'écueil de la médecine et le désespoir des malades. Les découvertes que j'ai faites à ce sujet, ont comblé mes vœux. Je puis maintenant assurer que je suis parvenu à obtenir des avantages constans. Les moyens que je propose contre cette cruelle maladie sont aussi sûrs dans leurs effets que simples dans leur usage. Il suffit de s'en servir pour être convaincu de cette vérité. Jamais aucun cas ne leur résiste, quelqu'ancien et compliqué qu'il soit; tous cèdent à leur action.

Les succès que cette découverte

ne cesse d'obtenir chaque jour sur de nombreux malades, m'engagent à la publier : ses avantages lui assurent d'avance un favorable accueil. Je n'ai pas la prétention de passer pour savant ; mais seulement pour un de ceux qui sont vivement touchés des maux que l'erreur de la séduction entraîne si souvent après elle. Si jamais l'homme de l'art doit exercer son génie, forcer le cours de son imagination et multiplier ses recherches, c'est sans doute dans le cas où il éprouve l'insuffisance des moyens connus jusqu'alors, pour la cure d'une maladie cruelle. Si j'ai différé jusqu'à présent de rendre publics des résultats aussi avantageux, c'est parce que je voulais avoir, avant tout, une série suffisante de faits, d'observations et de succès soutenus assez long-temps, afin de présenter une masse de convictions telle, qu'il fût impossible que l'on pût jamais s'élever contre mon exactitude.

Les moyens qui ont été employés jusqu'à présent pour la cure des maladies de l'urèthre, sont fort multipliés. J'en citerai seulement quelques-uns, tels que la sonde de plomb, la tente de charpie enduite de certain onguent, les caustiques sous formes solides ou en injections; enfin les bougies de d'Aran.

La sonde de plomb, qu'on introduisait, tantôt recouverte d'onguent et tantôt toute nue, a souvent été un moyen fautif, et toujours nul dans les cas anciens et compliqués.

La tente est une certaine quantité de charpie roulée sous une forme cylindrique. Après l'avoir enduite d'onguent, on la liait avec un fil ciré, dont les bouts restaient en-dehors de l'urèthre, pour pouvoir l'en retirer lorsqu'elle y avait suffisamment resté, après y avoir été poussée avec force jusqu'à l'obstacle; elle n'a pas été sans succès. Mais la difficulté d'arriver jusqu'à l'endroit désiré, jointe aux accidens qui ont souvent eu lieu, par la rupture du fil qui servait à la retirer, l'ont également fait rejeter.

Quant à l'usage des caustiques, il est impossible à l'homme instruit et sensible, de soutenir l'idée du sentiment que fait éprouver un pareil procédé. Que de douleurs! que de dégâts effroyables avaient lieu chez les malades qui étaient assez malheureux pour être soumis à leur effet! Il n'en fallait pas davantage pour les faire rejeter. Cependant il est des personnes qui ont encore la témérité de s'en servir. Enfin, à peu près au milieu du siècle dernier, parut d'Aran avec sa nouvelle méthode, qui eut dès succès saillans, et qui rendit de grands services à l'humanité. Mais, soit que celle qu'il employait alors ne fût pas la même que celle qu'on connaît aujourd'hui, soit qu'elle fût plus heureuse entre ses mains, il est certain qu'elle ne produit pas maintenant les mêmes effets, du moins autant qu'il nous est permis d'en juger par ses observations et les attestations de tout ce que la médecine avait dans ce temps d'hommes recommandables et instruits.

Le nouveau moyen que je propose n'entraîne après lui aucun inconvénient, étant d'une nature douce ; il ne prive pas même de pouvoir vaquer à ses affaires. Il consiste : 1° en une espèce particulière de bougies très-souples qui ont en même temps la propriété de dilater le canal de l'urèthre, de fondre et résoudre les excroissances qui y naissent, de comprimer et cicatriser tout ce qui y existe ;

2° En une liqueur douce et onctueuse, dont on enduit la bougie, au moment de s'en servir, afin d'en faciliter l'introduction, en même temps qu'elle calme les irritations qu'on pourrait éprouver, ainsi que les douleurs ; elle hâte et soutient avec avantage l'effet des bougies. Ce n'est point ici le fruit d'une simple spéculation, mais bien celui d'une sage combinaison, mûrie par l'expérience et une longue pratique.

L'attention que je donne plus

particulièrement aux maladies du canal de l'urèthre et à la rétention d'urine, depuis nombre d'années, m'a mis à même de les bien observer, d'en distinguer les caractères, les causes, et d'en saisir plus facilement les indications curatoires. C'est cette marche observatrice qui m'a conduit aux succès avantageux que j'obtiens maintenant; mais que d'écueils n'ai-je pas rencontrés! que d'observations il m'a fallu répéter avant d'y arriver! Pour donner une idée plus exacte de ce que je dis dans ce précis, j'ai cru devoir y placer quelques détails sur la gonorrhée, comme cause essentielle des carnosités de l'urèthre et de la rétention d'urine.

D'après cette marche, je vais diviser ce travail en quatre articles différens.

1° Dans le premier, je donnerai la description du *canal de l'urèthre ;*

2° Dans le second, je traiterai des *carnosités de ce canal*, de leur nature et de la manière dont elles se forment ;

3° Dans le troisième, je définirai ce que c'est que la *gonorrhée*, de quelle manière elle s'acquiert, ses différences et ses accidens ;

4° Dans le quatrième enfin, je ferai connaître ce que c'est que la *rétention d'urine*, de quelle manière elle doit être traitée, quel est le moyen dont je me sers, de quoi il est composé et de quelle manière il agit.

Je terminerai le tout par quelques observations intéressantes prises parmi le grand nombre de celles que j'ai été dans le cas de faire.

DE LA

RÉTENTION D'URINE, etc.

ARTICLE PREMIER.

De la description du canal de l'urèthre et de ses usages.

AVANT d'entrer dans les détails de la maladie que je dois traiter, je crois nécessaire de donner la description du canal de l'urèthre, afin que chacun puisse juger de son état et indiquer le lieu de la partie affectée.

Le canal de l'urèthre est aussi essentiel à la vie de l'homme que nécessaire à la propagation de l'espèce humaine. Il est donc du devoir d'un médecin pénétré de cette vérité, de s'occuper avec attention des moyens propres à en conserver l'usage, et de ceux d'y remédier, lorsque quelqu'accident vient à en altérer l'intégrité. Si, d'un côté, on aperçoit la sagesse de la nature pour la conservation de cet organe, de l'autre, on voit les maux que peuvent y causer les désordres de la vie. Les accidens qui en résultent sont souvent tels, qu'on serait tenté de croire qu'elle n'y a pas développé toute la prévoyance dont elle est suscèptible; mais qui ose l'accuser et qui ne connaît pas ses ressources, quand elle est sagement secondée, n'est pas digne d'approcher de son sanctuaire.

L'urèthre, chez l'homme, est un canal membraneux qui a de dix à douze pouces de longueur, placé à la face postérieure de la verge, dans la longueur du sillon qu'on y remarque entre deux autres corps creux ligamentaires et celluleux. Ce sont ces mêmes corps qui se dilatent et s'enflent par l'affluence du sang qui y est poussé avec force dans l'érection, ce qui donne à la verge le volume et la dureté qu'elle acquiert dans cet état, par l'effet de l'orgasme vénérien et le désir ardent du plaisir physique de l'amour. Le canal de l'urèthre prend naissance au col de la vessie, et se termine au bout de la verge. Dans son trajet, il décrit la figure D. S. romaine.

Ce canal se divise en trois parties : la première, qui commence au col de la vessie, n'a guère que dix-huit lignes d'étendue. Elle se nomme *bulbe de l'urèthre*. La seconde, qui est la partie membraneuse, prend naissance où la première se termine, s'étend en remontant la partie inférieure de l'urèthre jusqu'au bord inférieur de la symphyse des os pubis. La troisième est la partie spongieuse qui commence à l'endroit de la symphyse que je viens de désigner, et s'étend jusqu'à l'extrémité supérieure de la verge, où elle se termine par le gland qu'elle forme. Ainsi le gland est la dernière partie du tissu spongieux de l'urèthre. C'est par cette contexture du gland, que les miasmes vénériens sont si facilement absorbés, et qu'ils portent ensuite leurs ravages morbifiques dans les différentes régions génitales. L'urèthre, en se terminant au bout du gland, forme une petite fossette à laquelle on donne le nom de *fosse naviculaire*.

Chaque partie de ce canal présente une observation particulière à faire. La première de ces parties est celle qui a le plus de largeur, et qui, comme je viens de le dire, prend son origine au col de la vessie. Dans cet endroit, elle est enveloppée par la prostate, où elle se trouve fixée autour de l'éminence qui s'y remarque, figurée en forme de crête de coq, à laquelle on a donné le nom de *verumontanum*.

La prostate, qui enveloppe ainsi l'origine de l'urèthre, est un corps glanduleux, dont le volume égale celui d'une grosse chataigne. Sa figure est celle d'un cœur, tel qu'il est sur une carte à jouer; de manière qu'on y distingue une base, une pointe, deux faces et deux bords.

La base est tournée en arrière et en haut vers le col de la vessie, où elle forme une espèce de bourrelet.

La pointe est en avant et en bas.

Des deux faces, l'une est postérieure, et est appuyée sur l'intestin rectum; l'autre est antérieure, et regarde les os pubis; enfin, deux bords, dont l'un est à droite, et l'autre est à gauche. Le canal de l'urèthre ne passe pas exactement au milieu de cette glande : il est plus près de sa face antérieure que de la postérieure.

Ce corps glanduleux est composé intérieurement d'une substance assez ferme, au milieu de laquelle on distingue beaucoup de petits follicules, dont les canaux sécrétoires, au nombre de douze, s'ouvrent dans la partie de l'urèthre qui le traverse. La partie membraneuse de l'urèthre, quoique d'une épaisseur assez considérable, mérite cependant une attention particulière, parce qu'étant plus faible que les autres, elle est moins capable de résister aux efforts qu'on est quelquefois obligé de faire pour introduire une sonde jusque dans la vessie. Sans cette attention, elle pourrait être percée, ce qui donnerait lieu à des accidens graves.

La dernière partie, ou partie spongieuse de l'urèthre, n'est pas d'une égale consistance dans toute son étendue. Elle est d'abord assez considérable où elle commence, à la partie membraneuse; mais elle diminue ensuite, peu à peu, jusqu'à l'extrémité de la verge, où elle augmente beaucoup pour former le gland.

On doit également fixer son attention sur l'intérieur de l'urèthre, tant par rapport à sa contexture, que pour le succès des moyens qu'on emploie contre les maladies qui s'y forment.

On y remarque, 1° une plus ample capacité à son origine, au col de la vessie, qui est la partie enveloppée par la glande prostate, que par-tout ailleurs;

2° Il se présente à cette même partie, sur les deux côtés du verumontanum, une espèce d'enfoncement en forme de cul de sac, dans lequel le bout de la sonde qu'on veut introduire dans la vessie, s'engagerait, si on n'avait pas soin de le relever un peu lorsqu'on y est parvenu;

3° Depuis la glande prostate jusqu'au gland, les dimensions de ce canal sont à peu près les mêmes;

4° La membrane qui forme l'intérieur de ce canal est plissée sur sa longueur, et ne paraît rouge que parce qu'elle est parsemée d'un grand nombre de vaisseaux sanguins;

5° On y aperçoit des ouvertures oblongues, placées suivant sa longueur, dont le le nombre varie depuis trois jusqu'à douze;

parmi lesquelles il y en a de plus grandes les unes que les autres;

6° Ces ouvertures sont ce qu'on nomme les *sinus muqueux* de l'urèthre, qui conduisent à des cavités à peu près de même forme, qui n'en sont séparées que par une pellicule extrêmement mince;

7° Enfin, on reconnaît que les sinus, conjointement avec les divers corps glanduleux de ce canal, fournissent une matière onctueuse propre à le lubrifier de manière à ce qu'il soit à l'abri de l'impression des urines. La conservation de ce canal est d'autant plus précieuse, qu'il est consacré, par la nature, à des usages également essentiels à la conservation des hommes.

Le premier de ces usages est celui par lequel il transmet l'urine hors du corps, après la sécrétion dans les reins, et qu'elle a été déposée dans la vessie; si cette fonction cesse de manière à ce que l'urine ne puisse pas sortir, il faut que le malade meure.

Le second est de porter et lancer avec

force, par le moyen des muscles éjaculateurs, l'humeur prolifique dans la cavité utérine, chez la femme, lors de la copulation. Sans cela, la génération ne saurait avoir lieu, dès lors, la société cesse. Il est aisé de voir maintenant de quelle importance il est, et l'étendue des devoirs qu'il impose pour sa conservation.

ARTICLE II.

Des carnosités du canal de l'urèthre, de leur nature, de leurs causes, et de quelle manière elles se forment.

Les carnosités de l'urèthre sont toutes espèces d'excroissances de chairs fongueuses ou calleuses, qui se forment à la surface interne de ce canal, et qui s'opposent à l'émission des urines.

Ces excroissances prennent différens noms, suivant leur nature, leurs formes et leur consistance. Ainsi, on les nomme *palypes*, *hypersarcoses*, *poireaux*, etc. Les carnosités augmentent toujours de volume lorsqu'on les néglige. Ce qui fait qu'elles obstruent plus ou moins le canal de l'urèthre, causent de simples difficultés d'uriner, ou la rétention totale des urines, et donnent ensuite lieu à des accidens infiniment graves. Les moyens de remédier à cette affreuse maladie et ceux d'en détruire les causes, ne peuvent être indifférens; car, suivant leur nature et la manière dont ils agissent, le malade est promptement rétabli, ou languit dans des douleurs continuelles, et enfin succombe à un état insupportable.

Un travail assidu, des recherches multipliées, et des observations exactes, m'ont conduit à des résultats avantageux. Le moyen qu'ils m'ont fourni contre tous ces accidens est certain. Je le présente avec simplicité et la conviction intime qu'aucun autre n'offre des avantages aussi constans. C'est ce que je prouverai par les observations que je rapporte à la fin de cet ouvrage.

La cause des carnosités qui naissent dans le canal de l'urèthre, est toujours vénérienne; c'est-à-dire que ces excroissances sont produites par la gonorrhée virulente, mal traitée. Le virus vénérien, lors de son invasion dans le canal de l'urèthre, se cantonne d'abord dans les cryptes foliculeux de cet organe. Si le moyen qu'on emploie contre ses effets, a les qualités nécessaires pour le détruire, qu'il soit employé avec la méthode convenable, il est certain qu'on réussira; mais, dans le cas contraire, cette humeur morbifique ainsi cantonnée, n'ayant été qu'imparfaitement atténuée, reprend insensiblement un nouveau caractère d'activité, qu'elle développe sous différentes formes, ce qui donne lieu aux carnosités, ainsi qu'à tout autre accident de l'urèthre. Il est reconnu qu'une humeur dans l'état de stase, la partie la plus fluide s'en échappe ou est absorbée. Ce qui reste alors n'est plus qu'un amas confus et grossier, dont toutes les molécules se confondent et obstruent les vaisseaux où cette humeur a d'abord été reçue.

C'est ainsi que les choses doivent se passer. Voilà, n'en doutons pas, comment se forment les carnosités de l'urèthre; voilà comment aussi elles se développent et prennent de l'accroissement; et, suivant l'action qui a lieu dans leur organisation, que le tissu qui les revêt est plus dense ou plus lâche, elles sont retenues dans leur état primitif de concrétion charnue, ou déchirées par les mouvemens intestins qui s'y établissent, par l'action des sels âcres et caustiques qui s'y trouvent, et forment de petits ulcères qui quelquefois saignent très-aisément et donnent lieu à des hémorragies spontanées, ou au moindre contact d'une sonde ou d'une bougie. C'est ainsi que naissent tous ces accidens, qu'ils soutiennent leurs effets, qu'ils prennent de l'accroissement et qu'ils donnent lieu aux rétentions d'urine. Telle est la manière dont les molécules du ferment syphilitique exercent leurs ravages. Ce ferment morbifique est un caméléon qui prend toutes les formes. C'est en vain que quelques auteurs veulent s'élever contre cette théorie dont les faits démontrent l'exactitude. L'autopsie cadavérique, disent ces mêmes auteurs, ne nous a fourni aucune preuve de ces cas. Je ne ferai point ici de dissertation à ce sujet, parce qu'elle m'entraînerait dans des détails beaucoup trop longs pour cet ouvrage. Je dirai simplement qu'il m'est arrivé, ainsi qu'à des praticiens recommandables que j'ai consultés à ce sujet, de trouver dans l'urèthre de ceux qui, après leur mort, étaient soumis à mes recherches, des carnosités, des cicatrices et des dépressions qui déposaient également en faveur de ce que je dis sur la manière dont se forment les accidens uréthreux. Tout ce que nous pouvons dire en faveur de nos contradicteurs, c'est que sans doute il se trouve dans cette circonstance le cas où la nature se plaît à varier la forme de ses écarts, afin de nous mieux faire sentir sa puissance, et connaître la faiblesse de notre intelligence. Des spasmes ont quelquefois lieu au canal de l'urèthre, le constrictent, et par cela deviennent cause de la rétention d'urine. Cette maladie peut aussi être causée par la flaccidité et le prolongement de la membrane interne de l'urèthre; par l'état variqueux des vaisseaux qu'on y remarque; par des nodosités ou petits corps durs qui se forment et croissent dans l'épaisseur de la membrane de ce canal; enfin, par l'épaississement même de cette membrane. L'urèthre peut être tellement rétréci, que les urines peuvent ne plus sortir que par un jet gros comme un fil, et quelquefois même en interrompre entièrement le cours. Tous ces cas ne sauraient infirmer l'exactitude de notre théorie et la réalité de l'existence des carnosités dans le canal de l'urèthre.

Maintenant que je crois avoir suffisamment détaillé et fait connaître mon opinion sur l'état et les causes des carnosités de l'urèthre, ainsi que sur la manière dont s'établit la rétention d'urine, il ne me reste plus qu'à dire qu'il est certain, ainsi que le prouve l'observation, qu'à presque toutes les gonorrhées mal traitées, succèdent des carnosités, ou tout autre embarras, dans le canal de l'urèthre, et par suite la rétention d'urine. Ce canal étant extrêmement essentiel à l'harmonie et à la conservation de la santé, on sent la nécessité d'en prévenir les accidens ou d'y remédier, lorsqu'ils ont lieu, sans quoi la vie court les plus grands dangers, en raison des besoins que la nature peut éprouver.

C'est faute d'avoir connu notre théorie, que tant d'hommes de l'art, d'ailleurs si recommandables, ont si peu de succès dans la cure des rétentions d'urine. C'est aussi ce qui soutient l'erreur où l'on est sur la nature des moyens curatoires employés jusqu'à ce jour contre cette cruelle maladie. Heureusement mes recherches m'ont fourni un moyen de triompher de tant d'obstacles. Les avantages que me procurent les nouvelles bougies que j'indique, ne laissent aucun doute sur cette vérité, même dans les cas les plus désespérés. Elles prouvent jusqu'à l'évidence que, pour obtenir du succès dans la cure des maladies du canal de l'urèthre, et en détruire les accidens, il fallait un moyen qui eût en même temps la propriété de dilater, fondre et dissoudre; c'est d'après ces idées et l'expérience, que j'ai formé celui que je présente. Mes essais à ce sujet m'ont conduit peu à peu à des succès, qu'une application assidue a confirmés, et qui, soutenus par une longue pratique, ont été rectifiés avec soin. Ainsi, il est le fruit de la méditation, d'une observation attentive, et point le produit d'une imagination échauffée. Un médecin qui se règle sur l'expérience, ne peut guère se tromper, tandis que celui qui passe son temps à forger des systèmes, sans consulter les faits, ne saurait manquer de s'égarer lui-même, et de jeter les autres dans l'erreur.

ARTICLE III.

De la gonorrhée virulente.

Une certaine infection morbifique qui s'acquiert par un commerce impur entre deux personnes, dont l'une est saine et l'autre infectée du mal vénérien, et dont les effets se manifestent dans l'urèthre, est ce qui constitue la gonorrhée virulente.

On distingue cette maladie en bénigne ou simple, et en maligne ou virulente.

La gonorrhée simple, chez les hommes, est un écoulement d'humeur séminale lymphatique ou visqueuse, qui se fait involontairement par le canal de l'urèthre, sans tension, sans douleur et sans plaisir.

Elle a sa source dans les vésicules séminales, dans les glandes prostates, dans les vaisseaux lymphatiques, ou dans les glandes et les sinus muqueux de ce canal.

Cet écoulement est, chez les femmes, ce

qu'on nomme proprement *fleurs-blanches*.

La gonorrhée virulente est un écoulement blanchâtre, jaune ou verdâtre, qui se fait par les mêmes voies que celles que je viens d'indiquer.

Peu après l'invasion de cette maladie, la personne éprouve d'abord un léger chatouillement dans l'urèthre, mais qui dégénère bientôt après en cuissons et difficulté d'uriner, ce qui lui a fait donner le nom particulier de *chaude-pisse*. Elle se manifeste ordinairement du trois au sixième jour, quelquefois plutôt, et d'autres fois plus tard, suivant les dispositions de la personne, et le degré d'activité de l'humeur contagieuse.

Sans entrer dans les discussions des auteurs sur la partie de l'urèthre que le virus frappe essentiellement dans son invasion, il suffit de savoir que l'humeur morbifique absorbée par la substance spongieuse du gland, qui a un rapport plus immédiat avec le canal de l'urèthre, exerce tous ses effets sur ce canal, cause la chaude-pisse, et par suite, quand elle est négligée ou mal traitée, les carnosités et la difficulté ou rétention d'urine; mais aucun de ces accidens ne peut avoir lieu, si, dès son principe, le virus vénérien a été détruit par une méthode exacte.

Il paraît certain, d'après mes observations particulières et ce que disent quelques auteurs, que, lors de son invasion, l'humeur gonorrhoïque porte ses premiers effets sur la membrane interne du canal de l'urèthre, ainsi que sur ses petites glandes, à peu près de la même manière que l'humeur rhumatisante, dans le coriza ou rhume de cerveau, porte les siens sur la membrane muqueuse et les petites glandes du même nom qui tapissent l'intérieur des narines. Dans l'un et l'autre de ces cas, il se forme une fluxion catarrhale qui est bientôt suivie d'un écoulement douloureux, puisqu'il est vrai que l'humeur qui alors coule des narines, excorie les ailes du nez et la lèvre supérieure, ce qui fait éprouver de très-vives cuissons. Elle produit aussi souvent, comme l'humeur de la gonorrhée, des ulcères, des polypes, des embarras, des prolongemens ou gonflemens de la membrane interne des narines, ce qui interrompt quelquefois les communications avec la gorge, et empêche la respiration nazale.

L'humeur de la gonorrhée, en causant les mêmes accidens dans le canal de l'urèthre, interrompt également les communications entre la vessie et le canal, ce qui s'oppose au cours des urines, et cause leur rétention. Il y a trop de personnes soumises à ces effets, pour qu'il soit permis de les révoquer en doute. Cette similitude, en établissant un parallèle exact entre la fluxion catarrhale des narines et la fluxion vénérienne du canal de l'urèthre, prouve la théorie des carnosités. C'est ainsi que l'irritation d'une partie y cause une plus grande affluence d'humeur que dans l'état de santé; et, suivant que cette humeur est viciée, elle donne lieu à des accidens plus ou moins graves.

La gonorrhée, chez les femmes, a son siége à la membrane interne du vagin et dans les glandes lymphatiques qui s'y trouvent placées, ainsi que dans le méat urinaire, qui est le siége principal des douleurs qu'elles éprouvent.

Cette maladie se divise en humide et en sèche. L'humide est celle où il y a un écoulement purulent, ainsi que je l'ai dit plus haut : elle est ordinairement accompagnée de douleurs vives et cuisantes ; d'autres fois il n'y en a point, ce qui, dans ce cas, la fait négliger par ceux qui en sont affectés, parce que, ne la regardant alors que comme une bagatelle, ils l'abandonnent à elle-même, ou se contentent de quelque moyen violent pour en arrêter le cours. Ils croient, par cela seul, être entièrement guéris ; mais cette illusion ne saurait durer : bientôt elle s'enfuit, et les accidens qui renaissent font sentir tous les désavantages d'une telle sécurité.

L'humeur qui s'écoule dans cette maladie est quelquefois si âcre qu'elle enflamme et ronge le canal de l'urèthre, y cause une contraction douloureuse qui, ne lui permettant pas de s'étendre dans l'érection autant que les autres parties de la verge, oblige celle-ci à se courber du côté d'en bas, comme si elle était tirée par une corde, ce qui a fait donner à cet état le nom de *chaude-pisse-cordée*. Il arrive aussi, quoique plus rarement, que le ligament suspenseur de la verge est tellement irrité, qu'il la fait courber en-dessus; ou l'un des deux corps caverneux éprouvant le même effet, la fait courber à droite ou à gauche; ce qui lui fait donner le nom particulier de la courbure qu'elle éprouve en-dessus, en-dessous ou de côté.

Parmi les personnes qui éprouvent cet accident, il y en a d'assez téméraires pour donner un fort coup sur la verge, dans le moment de l'érection, afin de faire ce qu'ils appellent *sauter la corde;* mais cette violence peut donner lieu à des évènemens graves qu'il faut éviter, en rejetant toute espèce de moyens semblables.

La gonorrhée sèche est celle qui est sans écoulement. Elle prend différens noms, suivant la nature et la gravité des accidens qui l'accompagnent; elle se nomme *disurie*, *strangurie* ou *ischurie*.

La *disurie* est celle où les urines coulent abondamment, mais avec beaucoup de douleur, avant ou après leur sortie, et quelquefois dans les deux temps.

La *strangurie* est celle, au contraire, où les urines ne coulent que goutte à goutte, et avec une vive douleur.

L'*ischurie* est celle où les urines sont entièrement supprimées par l'inflammation et l'engorgement considérable des voies urinaires; telles que les prostates, le col de la vessie, le canal de l'urèthre, etc.; ce qui donne souvent lieu aux plus grands désordres. C'est pourquoi on ne saurait trop se hâter de remédier à ces accidens, lorsqu'ils se présentent.

Tout ce que je viens de dire concernant les hommes, peut s'appliquer aux femmes, seulement avec cette difference, que les accidens ne peuvent point se manifester de même, quoique la vulve, le vagin et le meat urinaire soient quelquefois très-enflammés; mais le plus ordinairement cela n'a pas lieu, ce qui fait que, dans beaucoup de cas, on est très-embarrassé pour prononcer entre un écoulement vénérien et des fleurs blanches. Je renvoie à mon traité des maladies vénériennes, pour des détails plus étendus.

ARTICLE IV.

Dans lequel on définit ce que c'est que la rétention d'urine ; comment on la divise ; de quelle manière elle doit être traitée ; quel est le moyen dont je me sers ; de quoi il est composé, et comment il agit.

La rétention d'urine est une affection par laquelle cette humeur est retenue dans le lieu où elle est déposée après sa sécrétion.

Cette maladie se divise en incomplète et en complète, en essentielle ou primitive, et en symptomatique ou secondaire.

L'incomplète est celle où les urines éprouvent de grandes difficultés pour être transmises hors du corps, mais dont les obstacles qui forment cette difficulté, n'obstruent qu'une partie du canal de l'urèthre.

La complète, ou contraire, est celle où la difficulté est telle, que les urines ne peuvent absolument s'échapper, parce que le canal est entièrement obstrué. Cet état est un des plus dangereux de tous les accidens dont l'espèce humaine puisse être affectée. Il est si grave, que si le malade n'est promptement secouru, il faut qu'il meure.

La rétention d'urine qui se nomme *essentielle*, peut être produite par une affection nerveuse, par une cause inflammatoire, ou par quelqu'humeur, etc., dont les effets principaux se portent sur les organes qui servent à transmettre l'urine de la vessie hors du corps.

La rétention d'urine symptomatique est celle qui est produite :

1° Par la présence d'une pierre dans la vessie, qui venant se placer au sphincter de cette poche, au moment de la sortie des urines, s'oppose à leur issue;

2° Par des glaires qui, en se floconant, produisent les mêmes effets;

3° Par un gravier qui est chassé de la vessie dans l'urèthre, s'y accroche, l'obstrue et s'oppose à l'émission urinaire;

4° Par la présence d'un enfant dans la matrice, qui, venant à peser sur le col de la vessie, le comprime et forme un obstacle à la sortie des urines, ou bien une tumeur squirrheuse, contenue dans la capacité du bas-ventre, produit le même effet;

5° Enfin, des carnosités ou concrétions charnues qui, venant à prendre naissance dans le canal de l'urèthre, l'embarrassent peu à peu, et quelquefois le bouchent assez exactement, selon qu'elles sont plus ou moins négligées, au point de s'opposer à l'entière issue des urines.

La cure des carnosités de l'urèthre est la seule cause de rétentions d'urine à laquelle j'ai consacré cet ouvrage; ainsi je ne m'étendrai pas davantage sur les autres, comme étant dans ce moment hors de mon sujet.

Le moyen que je propose pour la cure de cette maladie, est une nouvelle espèce de bougie dont les qualités sont tout à fait différentes de celles qui ont été employées jusqu'à ce jour, et d'une liqueur douce et onctueuse.

Les bougies se composent d'un tissu spongieux et d'un enduit fondant, en sorte que, par leur nature spongieuse, elles absorbent l'humidité de l'urèthre et se gonflent d'au-

tant plus qu'elles y restent plus long-temps. Par cela, elles dilatent avantageusement le canal, fondent et résolvent toutes espèces d'excroissances et d'engorgemens qui pourraient y avoir pris naissance, et s'opposer à l'émission des urines.

La liqueur dont on fait usage au moment de se servir des bougies, en même temps qu'elle en facilite l'introduction dans le canal de l'urèthre, coopère avantageusement à leur effet, en assurant leur succès; elle calme les douleurs et les spasmes qui peuvent avoir lieu dans cet organe.

Les qualités de cette liqueur, réunies à celles des bougies, est une des plus heureuses combinaisons qu'ait encore formées l'art de guérir. Je la présente avec l'assurance qu'elle ne manque jamais son effet, ainsi que l'expérience journalière le prouve. Combien de fois, avec cet heureux moyen, n'ai-je pas éprouvé, dans l'asile du malheur et de la souffrance (1), tout ce que l'homme

---

(1) Les hôpitaux tant civils que militaires, où j'ai eu l'avantage d'être employé en chef.

sensible peut éprouver de satisfaction à faire le bien ; c'est à lui seul que souvent j'ai dû le rétablissement de la santé désespérée de ces êtres malheureux que les écarts de la vie plongent si souvent dans l'abîme des maux et de la douleur. Mais de quoi n'est pas certain l'homme qui marche le flambeau de l'expérience d'une main, et l'amour de l'humanité de l'autre !

L'introduction de la bougie dans le canal de l'urèthre, pour arriver jusqu'à la vessie, demande une main très-exercée, sur-tout si les obstacles y sont volumineux ; car il est bien difficile de les franchir. Mais une fois qu'on est parvenu à ouvrir le passage, il est bien rare qu'on ne réussisse pas habituellement, et sur-tout si on ne laisse, du moins dans le principe, que de courts intervalles entre le moment où on retire l'une et celui où on place l'autre de ces bougies.

Je vais indiquer les procédés usités et à suivre en pareil cas, et par lesquels on peut le mieux réussir. Après avoir suffisamment enduit avec la liqueur onctueuse, une bougie dans toute son étendue, on saisit la verge au gland, et un peu au-dessous, avec les deux premiers doigts et le pouce de la main gauche, de manière à la tenir ferme sans la serrer. Ainsi tenue, on l'étend autant que possible, en évitant de la blesser, et en la relevant comme si on voulait la porter vers le nombril, mais en la tenant cependant assez écartée de cette partie, parce qu'autrement elle formerait un angle trop aigu, qui nuirait à l'introduction de la bougie. Dans cet état, on saisit la bougie avec la main doite, à environ deux pouces de son extrémité inférieure, et on l'introduit doucement dans l'urèthre, jusqu'à la hauteur de l'endroit où on la tient; parvenu à cet endroit, on la reprend à une pareille hauteur, et on la pousse de la même manière; et alternativement, on suit la même manœuvre, jusqu'à ce qu'elle soit entièrement introduite. Mais si, arrivé à l'endroit de l'obstacle, il offre une certaine résistance, alors on force la bougie assez fortement pour lui faire franchir la résistance. Si, malgré ces efforts, on ne réussit pas, on fera faire quelques légers changemens de position, soit au malade, soit à la verge. Si ces moyens n'ont pu suffire, alors on prend le parti de faire tourner la bougie dans l'urèthre, à peu près comme on ferait avec une vrille. Si, enfin, par ces différentes manœuvres, on ne peut parvenir à franchir l'obstacle, on abandonnera la bougie pendant un certain temps dans le canal, en la fixant à l'endroit où elle a été retenue. Ensuite on la retire, et on fait de nouvelles tentatives avec une nouvelle bougie, jusqu'à ce qu'enfin on ait réussi, ce qui ne manque jamais avec de la persévérance, à moins que le canal ne soit tellement obstrué, qu'il ne soit pas possible de pénétrer dans la vessie par cette voie. Dans ce cas, on a recours aux autres moyens que la chirurgie indique pour soulager le malade. Mais dans le cas où la bougie est entièrement entrée, on la fixe par le moyen d'un petit ruban autour du glan, afin d'éviter qu'elle ne ressorte seule. Pour cela, on se sert d'un petit ruban de fil ou de soie, long de six à huit pouces :

on fait un nœud dans le milieu, avec lequel on enlace la bougie par le haut, au moyen de la gorge en cire qui s'y trouve pratiquée. Après avoir réuni les deux bouts du ruban, on les descend le long de la partie postérieure du gland, jusqu'au bas de sa couronne. Là on fait un nouveau nœud, ensuite on entoure cette même couronne avec les deux bouts du ruban. Arrivé à la partie antérieure, on fait encore un nœud; de nouveau on réunit les deux bouts du ruban, avec lesquels on remonte devant la partie antérieure du gland, et on vient enfin fixer ces deux bouts de ruban au même endroit de la bougie où le premier nœud a été pratiqué.

OBSERVATIONS.

PREMIÈRE OBSERVATION.

M. le Chevalier de Fouc*****, capitaine des chasseurs royaux du Dauphiné, au mois de septembre 1788, était depuis long-temps fatigué d'une difficulté d'uriner qu'il supportait depuis plusieurs années; mais toujours indécis pour se faire traiter, il partit pour son congé de semestre. Arrivé chez lui, elle fit de nouveaux progrès, ce qui le força d'y prolonger son séjour. Se trouvant près de Paris, il fut y consulter plusieurs médecins recommandables, mais qui ne le guérirent point. Enfin il revint au corps, et dans sa route il se forma un dépôt au periné, qui perça au moment de son arrivée. Je fus aussitôt appelé auprès du malade; dans l'examen que je fis de sa maladie, je ne reconnus qu'une forte dureté près du bulbe de l'urèthre, et dont le volume était considérable. Cet état me donna quelques craintes sur sa guérison. Je cherchai d'abord à placer une sonde creuse, afin de rétablir le cours naturel des urines; une fois que je l'eus placée, je donnai des soins à la cure de l'abcès. Dès quelle fut terminée, je commençai l'usage de mes bougies et de la liqueur onctueuse, qui éprouvèrent assez de résistance par la nature et le volume de la tumeur, qui se trouvait considérable; mais enfin je triomphai de tout; et dans l'espace de six semaines, à compter du moment où je pus employer ma nouvelle méthode, le malade fut parfaitement rétabli.

DEUXIÈME OBSERVATION.

M. DE COURC***, âgé de soixante ans, aide-major de la place de Mont-Dauphin, vint au mois de février 1789, me prier de lui donner mes soins; il était, depuis plus d'une année, fatigué d'une rétention d'urine, pour laquelle il avait déjà fait beaucoup de remèdes. Elle était causée par des carnosités dans le canal de l'urèthre, qui existaient depuis plus de six années. Elles étaient d'ailleurs en fort grand nombre. Plusieurs des chirurgiens-majors qui m'avaient précédé dans cette garnison, lui avaient donné des soins pendant assez long-temps. Les derniers qui le soignèrent, renoncèrent à l'espoir de pouvoir le guérir, en l'assurant qu'il n'avait d'autre moyen à suivre qu'un régime sévère, afin d'éviter que la maladie ne fît des progrès. Il suivit d'abord ces conseils; mais ils ne purent empêcher la maladie d'augmenter, ce qui inquiétait fort le malade, par les difficultés toujours croissantes qu'éprouvait la sortie de ses urines. C'est dans cet état de choses que je fus consulté. Après avoir examiné la maladie avec une attention sévère, et m'être rendu compte des obstacles contenus dans l'urèthre, je reconnus un état considérable d'indurations dans les carnosités qui formaient la rétention d'urine, ce qui les avait fait juger incurables. Malgré cet état, j'osai rassurer le malade, et je mis aussitôt en usage mon nouveau moyen. J'éprouvais bien de la résistance; mais enfin, dans l'espace de trois mois, tout fut détruit, et le malade entièrement débarrassé d'une maladie qui lui avait donné les plus grandes inquiétudes.

TROISIÈME OBSERVATION.

M. Lard***, âgé d'environ quarante ans, habitant à quelques lieues de la ville de Lyon, où je résidais alors, me fut adressé par un ami, au mois de mai 1795, pour une rétention d'urine, dont il était atteint depuis à peu près trois ans. Depuis cette époque, les accidens avaient fait de très-grands progrès; le canal de l'urèthre était garni de beaucoup de carnosités qui, par l'obstacle qu'elles mettaient à la sortie des urines, depuis plusieurs mois, avaient donné lieu à un dépôt considérable au périné, lequel s'était ouvert en plusieurs endroits, et formait autant de trous fistuleux par où s'échappaient les urines. Tout cela présentait une maladie bien désavantageuse, et avait jeté le malade dans une extrême maigreur. Plein du désir de se rétablir, et de confiance dans les moyens que je lui proposais, je fus encouragé. Dès lors je commençai l'usage de mes bougies ; j'éprouvai beaucoup de difficultés pour les passer dans l'urèthre, par les nombreux et volumineux obstacles qui s'y trouvaient; enfin, après plusieurs tentatives et de la persévérance, je parvins à en passer une jusque dans la vessie, ce qui décida la guérison du malade, qui fut complète deux mois après; il s'en retourna chez lui, entièrement rétabli. La gravité et la multiplicité des accidens de cette maladie ne m'avaient guère permis de compter sur un aussi heureux succès.

QUATRIÈME OBSERVATION.

M. Com***, négociant de la ville de Lyon, âgé de cinquante-huit ans, était affecté, depuis plus de dix années, de nombreux obstacles dans le canal de l'urèthre. Le caractère mou, flasque et indolent que j'y reconnus, me fit présumer qu'ils provenaient d'un grand relâchement dans la membrane de l'urèthre, et de quelques fongosités. Comme il y avait de fréquentes effusions de sang, je pensai également qu'il pouvait y avoir quelques vaisseaux variqueux. Tous ces accidens réunis étaient un obstacle suffisant pour interrompre la sortie des urines, lorsque le malade me consulta au mois d'août 1796. La plupart des moyens connus jusqu'alors avaient été employés sans succès, quoique par des médecins pleins de mérite et de connaissances. Je mis en usage mon nouveau moyen. La première bougie que j'introduisis, passa facilement jusqu'à la vessie; mais lorsque je voulus en passer une seconde, j'éprouvai la plus grande difficulté, ce qui m'arriva plusieurs fois les quinze premiers jours, au bout desquels je triomphai complètement. L'usage continuel de ce même moyen, pendant l'espace de deux mois et demi, termina la maladie. Je suis persuadé que ce cas est un de ceux où le moyen que je propose a le plus d'avantages.

CINQUIÈME OBSERVATION.

M. Gir***, âgé de soixante-sept ans, négociant de la ville de Lyon, vint me consulter au mois de février 1796, pour un extrême rétrécissement de l'urèthre, qui, depuis plusieurs années, allait toujours croissant, en sorte que les urines ne pouvaient plus sortir qu'avec une peine extrême, et en jet gros comme un fil. Le malade avait déjà usé de beaucoup de moyens, mais toujours sans succès. Je lui plaçai d'abord une de mes bougies, après l'avoir amplement enduite de la liqueur onctueuse. Je continuai ainsi tous les jours pendant un mois, au bout duquel tout fut entièrement dissipé, sans qu'aucun accident ait jamais reparu.

SIXIÈME OBSERVATION.

M. Vin***, bourgeois de la ville de Lyon, âgé de quarante ans, au mois de juin 1798, vint me consulter pour une difficulté d'uriner qu'il éprouvait depuis quelque temps, mais qui, depuis peu, faisait des progrès beaucoup plus rapides. Il me rendit compte de plusieurs galanteries qu'il avait eues, et de leur traitement.

Après avoir examiné l'état des parties, et réfléchi sur les différens remèdes mis en usage contre les galanteries, je crus reconnaître dans l'état actuel du malade, l'existence d'un principe vénérien, ce qui m'engagea à proposer un nouveau traitement pour la destruction de cette cause; ce qui fut accepté et de suite mis en pratique. Sur la fin de ce traitement, j'employai mon nouveau moyen contre les carnosités qui se trouvaient dans le canal de l'urèthre. J'en trouvai de formidables; une, entr'autres, fort grosse et fort dure, près du verumontanum, qui opposa beaucoup de difficultés au passage de la première bougie que j'employai; mais enfin je les vainquis, et j'arrivai à la vessie, ce qui me donna ensuite le plus heureux succès pour l'entière guérison de la maladie. Dans l'espace de trois mois, tout fut terminé; le malade urina à plein canal, sans aucune douleur ni difficulté.

SEPTIÈME OBSERVATION.

Au mois de juin 1798, M. le B***, d'une petite ville du département de l'Ain, vint me trouver pour une rétention d'urine qui le fatiguait périodiquement. Ce cas me parut assez extraordinaire pour fixer plus particulièrement mon attention : j'examinai avec le plus grand soin l'étendue du canal de l'urèthre. J'y trouvai quelques obstacles assez légers, qui me parurent être des brides, ainsi qu'il s'en forme quelquefois dans ce canal, mais bien éloignés d'être de nature à obstruer entièrement le passage des urines, ainsi que cela arrivait souvent au malade pendant des vingt-quatre heures de suite, depuis plus d'une année. Je ne regardai plus alors la maladie que comme un spasme particulier de l'organe, qui avait lieu à des époques périodiques qui, en constrictant alors son diamètre, joint aux obstacles qui s'y trouvaient, obstruaient assez étroitement le passage pour s'opposer à l'émission urinaire.

Je commençai ce traitement par celui des

anti-spasmodiques ; ensuite j'en vins à l'usage de mes bougies et de la liqueur onctueuse, qui, dans cette circonstance, joua un rôle essentiel. Tous ces moyens réunis réussirent au-delà de mes espérances ; et dans l'espace de six semaines, tout fut terminé, sans que le malade se soit jamais senti de rien.

HUITIÈME OBSERVATION.

M. le comte DE VER***, âgé de trente ans, vint me consulter au mois de juillet 1798, pour une rétention d'urine qui le fatiguait considérablement depuis nombre d'années, mais pour laquelle il n'avait encore pu se captiver. Cependant, voyant des progrès nouveaux et toujours plus inquiétans, il fallut enfin se soumettre ; car la nature a des bornes qu'on ne dépasse pas impunément. Tel était l'état de ce malade ; par l'examen que je fis de sa maladie, je reconnus des carnosités volumineuses et dures qui occupaient les deux tiers supérieurs de l'urèthre. Je proposai l'usage de mes bougies avec la liqueur, ce qu'on accepta difficilement, parce qu'on répugnait à tout ce qui portait un caractère d'assujettissement. Cependant, après quelques observations, on se soumit parce qu'on voulait guérir. Je commençai donc, et pendant trois semaines, tout fut régulièrement suivi et observé, au bout desquelles le malade fut parfaitement guéri. Il fut d'autant plus satisfait, qu'il avait refusé de croire à tout ce que je lui avais dit dans le principe.

NEUVIÈME OBSERVATION.

M. Pec***, fournisseur de l'armée d'Italie, étant, en 1798, instantanément à Lyon, vint me consulter pour des difficultés d'uriner qu'il éprouvait depuis une dixaine d'années, mais qui, das le moment présent, faisaient des progrès bien plus ra pides, et lui causaient souvent des rétentions totales d'urine pendant dix à douze heures; ce qui ensuite lui faisait éprouver des maux de reins et des inquiétudes considérables. J'examinai les parties malades; je trouvai dans l'urèthre de nombreux embarras et fort sensibles. Je trouvai également le périné enflammé et tuméfié, ce qui menaçait d'une abscession prochaine. J'y fis de suite appliquer des cataplasmes émolliens et résolutifs; je fis en même temps une forte saignée au bras; je le mis à l'usage d'une ample boisson délayante. Tout cela amena la résolution de la tumeur. En même temps j'employai mon nouveau moyen contre les carnosités; et, dans l'espace de trois semaines, tout fut terminé, et le malade repartit parfaitement rétabli. Il emporta avec lui une boîte de bougies, une fiole de liqueur, en cas qu'il éprouvât de nouveaux accidens. Mais alors il devait m'écrire; et comme il ne l'a pas fait, je suis en droit de conclure qu'il n'a rien éprouvé de nouveau.

DIXIÈME OBSERVATION.

En 1800, les froissemens révolutionnaires m'ayant transporté dans la ville de Marseille, peu de temps après, je fus consulté par M. LAF*** cadet, négociant de cette ville, âgé de soixante-douze ans, pour des embarras considérables qu'il sentait dans le canal de l'urèthre, depuis plus de quinze ans. Ils lui causaient beaucoup de malaises et d'inquiétudes, ainsi qu'une très-grande difficulté d'uriner. Dans l'examen que je fis de sa maladie, je reconnus aisément tous les accidens dont il se plaignait. Il avait inutilement employé depuis long-temps plusieurs moyens. Cette longue série de remèdes joints au régime pénible qu'il suivait, l'avait jeté dans un épuisement et une maigreur extrêmes. Je conseillai de suite toute suppression de remèdes internes, et j'ordonnai un régime plus analogue, en permettant au malade les alimens de son goût. Je proposai de passer à l'usage de mes nouveaux moyens, pour détruire les accidens dont j'avais reconnu l'existence, ce qui fut accepté sans restriction ; et dans l'espace de cinq semaines, tout disparut ; les urines sortirent à plein canal ; et enfin, depuis cette époque, le malade ne s'est plus ressenti de rien.

ONZIÈME OBSERVATION.

M. le comte DE PAOL***, âgé de soixante-deux ans, me fit prier, au mois de juillet 1801, d'aller le voir. A cette époque, il était fatigué par une grande difficulté d'uriner. Il avait une dureté près du verumontanum, environ de la grosseur d'un petit œuf de pigeon. Il en avait une seconde un peu moins volumineuse, en remontant vers le bulbe de l'urèthre. Vainement on avait mis en usage contre ces tumeurs, différens remèdes; aucun n'avait arrêté les progrès de la maladie, en sorte que les urines ne pouvaient plus sortir lorsque je fus appelé. Dès-lors j'employai la sonde d'argent pour franchir l'urèthre et vider la vessie, parce que les obstacles ne me permirent pas de passer une bougie avant. J'eus une peine et des difficultés infinies à franchir le passage; mais enfin je triomphai, une fois que la vessie fut vidée, et après avoir laissé la sonde quelque temps. Je la retirai; alors je pus passer une bougie; ce que je répétai plusieurs fois le jour, la laissant chaque fois plusieurs heures; alors les urines commencèrent à pouvoir sortir seules; et au bout de deux mois, le malade allait assez bien pour n'avoir plus besoin de bougie qu'une ou deux fois par semaine. Et de cette époque à un mois et demi, il n'eut plus besoin de rien. J'étais parvenu à résoudre entièrement ces tumeurs, et à donner au canal de l'urèthre la plus grande dilatation, de manière à ce que les urines sortaient avec autant de facilité que s'il n'eût jamais rien éprouvé : je doute fort que la bougie *seule* eût opéré cet effet. C'est un de ces cas où la liqueur onctueuse joue un rôle important.

DOUZIÈME OBSERVATION.

Au mois d'août 1801, M. le duc DE P***, âgé de quatre-vingt-quatre ans, me fit prier d'aller chez lui : il était alors tourmenté par une difficulté d'uriner, dont la gravité menaçait ses jours. Les urines ne sortaient par l'urèthre que goutte à goutte et très-lentement, ce qui rendait sa situation fort critique; d'autant plus que les douleurs étaient assez vives, et que le malade ne rendait ce peu d'urines que par des efforts extrêmes. Dans l'examen que je fis de son état, je trouvai l'urèthre garni de carnosités fort dures et fort volumineuses dans toute son étendue, ce qui donnait à ce canal un caractère *de rugosité* que je n'avais jamais rencontré nulle part, et qui me présenta les plus grandes difficultés, lorsque je voulus introduire une bougie. Cet état de choses me fit craindre de ne pas réussir, ainsi que je l'avais fait dans tant d'autres cas. Sans certaines considérations et le vif intérêt que lui portait une foule de personnages recommandables qui m'engageaient par leurs sollicitations, je n'aurais pas eu le courage d'insister, tant je craignais d'échouer. Mais enfin ma persévérance fut récompensée, et ma nouvelle méthode triompha. Elle n'eut cependant pas cette fois un succès aussi complet qu'ordinairement; mais je parvins à soulager cet honorable vieillard, et à le conserver encore plusieurs années à ses nombreux amis, et aux malheureux dont il adoucissait les maux par ses continuels bienfaits. Je rétablis chez lui un cours avantageux aux urines, mais il fut assujetti à faire habituellement usage de mes bougies. Il est vrai que j'en avais rendu l'introduction fort libre. Je crois bien que, malgré cet état extrême, et tout à fait extraordinaire de la maladie, si le sujet eût été moins avancé en âge, le succès de mes moyens eût été tout aussi complet que dans tout autre cas; mais dans une carrière aussi avancée, la nature a si peu de ressources, l'action organique est si émoussée, qu'il est impossible de rien en obtenir.

TREIZIÈME OBSERVATION.

M. LAF***, bandagiste de la ville de Marseille, âgé de soixante ans, me fit prier de le voir au mois de mai 1802, pour une rétention d'urine qui le tourmentait depuis plus de douze années, mais dont l'état, en dernier lieu, était tel que les urines ne sortaient absolument plus qu'à travers différentes fistules qui existaient au périné, par suite de plusieurs dépôts qui s'étaient abcédés dans cette partie ; ce qui formait une complication de maux et rendait la maladie bien plus difficile à guérir. Je trouvai le canal de l'urèthre dans le plus mauvais état possible, garni de beaucoup de carnosités fort grosses qui s'opposaient au passage des bougies, en sorte que j'éprouvais tout ce qu'il y a de plus difficultueux pour arrriver jusqu'à la vessie. Cependant j'y parvins, ce qui me rendit bientôt maître de la maladie. Au moyen de différens topiques fondans, appliqués sur la partie malade, j'obtins la résolution et la fonte totale des tumeurs et fistules extérieures. Ensuite mes bougies et la liqueur onctueuse eurent leur succès ordinaire, en détruisant toute la maladie du canal de l'urèthre ; et, dans l'espace de trois mois, le malade fut entièrement guéri, et recouvrit ensuite la plénitude de sa santé. Je l'ai revu plusieurs années de suite, sans qu'il se soit jamais plaint de la moindre des choses.

QUATORZIÈME OBSERVATION.

M. DE COURT***, âgé de trente-six à quarante ans, éprouvait, depuis une année, une dysurie des plus fortes, causée par un violent spasme de l'urèthre, qui avait lieu de temps en temps. Mais le mois de mai 1803 fut l'époque où il se manisfesta avec une nouvelle intensité et des accidens beaucoup plus grands que ceux qui avaient eu lieu jusqu'alors; et malgré les remèdes que plusieurs médecins, d'ailleurs très-recommandables, avaient employés, la maladie ne cessait de faire des progrès. C'est dans cet état de choses que je fus appelé auprès du malade. A mon arrivée, je le trouvai très-souffrant. Depuis plus de vingt-quatre heures, les urines étaient retenues, sans que le spasme permît qu'il en sortît une seule goutte. Je fis aussitôt mettre le malade dans un bain chaud, où il resta quatre heures de suite. En même temps je fis passer quelques cuillerées d'une potion anti-spasmodique, ce qui amena un peu de calme dans l'état du malade, et me permit de tenter l'introduction d'une algalie, afin de donner issue aux urines. Dès que cette opération fut terminée, et que les urines furent écoulées, je retirai ma sonde, et je plaçai une bougie fortement enduite de la liqueur onctueuse; je la laissai ainsi jusqu'à ce que l'envie d'uriner fut bien prononcée. Alors je la retirai, et la replaçai dès que les urines s'étaient échappées; toujours avec la précaution d'y mettre beaucoup de la liqueur susdite. Au bout de quinze jours de cette manœuvre, je commençai à laisser quelqu'intervalle de plus entre le moment où je retirais la bougie et celui où je la replaçais. Ainsi de suite, j'éloignais toujours un peu peu plus l'époque où je replaçais la bougie. De cette manière, je dissipai tous les spasmes; je rendis à l'urèthre son premier diamètre; et au bout de deux mois, le malade n'eut plus besoin de rien, et il ne s'est jamais ressenti de cet état.

QUINZIÈME OBSERVATION.

M. Dit***, négociant à Mâcon, âgé de

quarante-six ans, éprouvait des difficultés d'uriner, contre lesquelles il avait employé différens moyens, toujours sans un avantage satisfaisant. Enfin, au mois de juillet 1803, il fut forcé de faire un voyage; mais à peine fut-il en route, qu'il éprouva le besoin absolu de s'arrêter, pour cause de la violente douleur qu'il éprouvait au périné et de la rétention d'urine. Ces premiers accidens étant calmés, il repartit; mais peu après, les mêmes accidens le forcèrent à s'arrêter de nouveau. Enfin, il arriva quelque temps après à Marseille, où j'étais alors médecin de l'hospice de la Grande-Miséricorde. Il me fut recommandé par un riche négociant de cette ville, qui lui-même avait fait un heureux usage de ma nouvelle méthode. Le malade arrivant éprouvait, au moment où je le vis, une rétention totale d'urines. Je cherchai d'abord à remédier aux premiers accidens, au moyen des bains, des cataplasmes et des potions calmantes. Les urines ne sortant pas, quoique la collection dans la vessie en fût considérable, je cherchai à y introduire une sonde, afin d'en favoriser la sortie, ce qui me donna beaucoup de peine ; mais enfin je réussis. Cette opération me fit apercevoir une forte constriction dans tout le trajet du canal de l'urèthre, outre cinq à six carnosités très-volumineuses. Dans le voyage que venait de faire ce malade ; il avait pris un dépôt au périné, qui s'était abcédé par deux ouvertures restées fistuleuses. Dans cet état, je commençai à employer les topiques résolutifs et fondans, afin de résoudre ce qui restait d'engorgement, de fondre et cicatriser les ouvertures fistuleuses. J'employai peu à peu mes bougies et la liqueur onctueuse. Tout fut suivi avec exactitude, ce qui eut le plus heureux succès ; et dans l'espace de moins de trois mois, tout fut parfaitement guéri. Peu de temps après, le malade repartit pour son pays, très-satisfait de l'état de sa santé. Depuis, il m'a fait l'honneur de m'écrire plusieurs fois pour différentes personnes affectées de rétention d'urine. Chaque fois j'ai reçu un nouveau témoignage de sa satisfaction, en m'assurant du bon état de sa santé.

SEIZIÈME OBSERVATION.

M. Hysoire, marchand charcutier à Marseille, âgé de quatre-vingts ans(1), me fit prier de le voir pour une rétention d'urine dont les premières atteintes remontaient à plus de vingt-cinq ans; mais en dernier lieu, elle était si forte et si cruelle à supporter, qu'il appelait à chaque instant la mort à son secours. Elle n'eût sans doute pas manqué d'arriver, s'il eût tardé plus long-temps d'être secouru. Aucun des secours qu'il avait reçus jusqu'à ce moment, n'avait arrêté ses souffrances et les progrès de sa maladie. Je le trouvai dans un profond chagrin, désespérant de pouvoir être soulagé. Son fils, qui était venu me chercher, me fit un tableau si alarmant de sa situation, que je craignais moi-même de le voir; mais enfin je me rendis à sa prière. Lorsque je l'eus

(1) Je ne mets ainsi son nom en toutes lettres, que parce qu'il l'a exigé, croyant qu'il pouvait par-là me donner une plus grande preuve de sa reconnaissance.

examiné, je le tranquillisai, en lui communiquant une portion de l'espérance que j'acquis moi-même en l'examinant. Il avait, il est vrai, le canal de l'urèthre farci de carnosités fort dures; mais le canal était chez lui d'une flaccidité extrême, ce qui me donna beaucoup de facilité pour l'introduction des bougies; et dans peu de jours elles eurent dégagé avantageusement l'urèthre. Cela fournit une ample sortie des urines, procura au malade un soulagement sensible, et excita de sa part les accens de la plus vive reconnaissance. C'est dans ces cas que l'homme sensible jouit pleinement de ses travaux. C'est alors qu'il sent tout ce que peut éprouver de satisfaisant celui qui a su consacrer ses veilles à la recherche et aux découvertes de ce qui est utile à ses semblables et à leur conservation. Alors il en reçoit la récompense par le bonheur qu'il éprouve à faire le leur. Au bout de vingt-un jours, ce bon vieillard n'eut plus besoin de moi; je lui avais enseigné la manière d'introduire une bougie lui-même. Je lui dis alors qu'il fallait renoncer à l'idée d'obtenir une cure radicale, attendu son âge, ce qui ne lui fit rien, l'ayant totalement soulagé, et par l'assurance que je lui donnai qu'il ne souffrirait plus, et n'aurait jamais ni rétention ni difficulté d'uriner, observant simplement de se placer une bougie de temps en temps, c'est à dire une fois par semaine, et de la porter quelques heures chaque fois. Il sortit ainsi de mes mains en fort bon état. Je l'ai revu plusieurs années de suite, jouissant toujours d'un bonne santé, urinant très-bien, à cela près qu'il se passait une bougie, ainsi que je le lui avais recommandé.

DIX-SEPTIÈME OBSERVATION.

M. QUERETY, riche emballeur (1), âgé de quarante ans, demeurant à Marseille, au mois d'octobre 1804, me fit appeler en consultation avec deux médecins recommandables de la ville, MM. Joyeus et Vidal. Il

(1) Il est aussi un de ceux que j'ai guéris, qui a cru augmenter sa reconnaissance envers moi, en me faisant mettre dans mon observation son nom en toutes lettres.

éprouvait un spasme nerveux au canal de l'urèthre, et y avait plusieurs carnosités qui lui causaient ensemble de fréquentes rétentions d'urines, et le faisaient horriblement souffrir.

Ces deux médecins le voyaient depuis plus d'un an, et sa maladie datait depuis trois. Après les détails de la maladie, et la revue des nombreux remèdes qui avaient été employés, sans pouvoir empêcher les progrès des accidens, je proposai ma nouvelle méthode, qui fut acceptée. Le malade, qui éprouvait une grande impatience d'être soulagé, me pressait de mettre mes moyens en usage, ce que je fis d'abord; mais avant d'introduire une bougie, je l'enduisis amplement avec la liqueur onctueuse. Malgré tout, j'éprouvai beaucoup de difficultés; la première fut l'appréhension du malade, qui, malgré sa résolution, avait de la peine à vaincre son extrême sensibilité; ensuite la constriction violente de l'urèthre, et les nombreuses callosités qui s'y trouvaient. Cependant, je parvins à surmonter tous les obstacles, et deux jours après, le malade éprouva un très-grand soulagement. Il me sut le plus grand gré de ma persévérance. Vingt-cinq jours après, il fut tout à fait rétabli, à sa grande satisfaction, et à l'étonnement de MM. les consultans, et de tous ceux qui l'avaient vu.

DIX-HUITIÈME OBSERVATION.

M. J. M. Bourg***, âgé d'environ trente ans, d'une constitution forte et vigoureuse, négociant de la ville de Lyon, me trouvant dans cette ville, au mois d'avril 1813, me fit prier de le voir pour de très-grandes difficultés d'uriner qu'il éprouvait depuis cinq ans. Elles étaient produites par de nombreuses carnosités qui occupaient chez lui la plus grande partie du canal de l'urèthre. Outre cela, la partie bulbeuse de ce canal était très dure et très-tuméfiée, ce qui lui causait de temps en temps des rétentions totales d'urine. Ces accidens portaient en lui une irritation telle que tous les muscles du tronc, ceux du haut des cuisses, étaient dans une si forte et habituelle constriction, qu'il ne pouvait marcher qu'avec beaucoup de peine et à demi-courbé. A cet état se joignait celui des douleurs considérables que lui causaient lès efforts qu'il était forcé de faire pour émettre ses urines, qui ne sortaient jamais que goutte à goutte. Il avait consulté et suivi, contre cette cruelle maladie, les conseils de plusieurs médecins de la ville, d'ailleurs très-recommandables; mais il n'avait jamais obtenu que de légères rémissions. C'est dans cet état de choses que je fus appelé. Je le trouvai, en outre, fort affligé, désespérant de jamais guérir, ainsi que différentes personnes avaient eu la faiblesse de le lui dire. Après l'avoir bien examiné, je tentai l'introduction d'une bougie bien enduite de la liqueur onctueuse. J'éprouvai beaucoup de difficultés. Je fus deux jours à faire différentes tentatives, avant de pouvoir parvenir dans la vessie; enfin, j'y parvins, et peu après le malade sentit du soulagement. Les jours suivans il devint beaucoup plus grand; insensiblement, cela fut de mieux en mieux; et dans l'espace d'un mois, il fut entièrement débarrassé et guéri, tant des douleurs que de tout ce qui l'incommodait dans le canal de l'urèthre. Peu de jours après, il fut forcé de partir précipitamment pour un voyage dont le trajet, tant pour aller que pour venir, fut de près de quatre cents lieues, et dont le retour fut prompt, sans que la rapidité de cette course lui ait fait éprouver le moindre évènement. Il jouit aujourd'hui de la meilleure santé, sans avoir eu le moindre ressentiment.

DIX-NEUVIÈME OBSERVATION.

M. GUER***, âgé de trente ans, tailleur de la ville de Lyon, me consultait au mois de juin 1813, pour une rétention d'urine qu'il éprouvait depuis plusieurs années; il avait eu quelque temps auparavant une gonorrhée virulente, à la suite de laquelle les difficultés d'uriner commençaient. A cette première époque, il eut plusieurs hémorragies assez conséquentes par le canal de l'urèthre. Ensuite les difficultés augmentèrent, et bientôt il eut des rétentions totales d'urine qui duraient quelquefois pendant vingt-quatre heures, puis les urines s'écoulaient.

Dans d'autres cas, il survenait une hémorragie ; ensuite les urines sortaient seules; d'autres fois il fallait avoir recours à la sonde pour leur donner issue. Différens moyens furent mis en pratique par des médecins pour arrêter ces désordres ; mais aucun de ces moyens ne réussit. La maladie en était là, losque je fus prié de voir le malade ; après avoir tout examiné et pris les renseignemens nécessaires, j'essayai l'usage de mes bougies. J'éprouvai beaucoup de difficultés à les passer dans le canal de l'urèthre, et pendant plusieurs jours, avant de pouvoir arriver jusque dans la vessie. Je rencontrai dans le trajet de ce canal différens obstacles, dont la consistance mollasse et l'hémorragie qui accompagnait ma bougie chaque fois que je la retirais, me firent juger que ces obstacles n'étaient autre chose que des varices causées par la dilatation des vaisseaux de l'urèthre. J'imaginai alors que la compression qu'exerceraient mes bougies, par leur gonflement dans l'urèthre, comprimerait les tuniques des vaisseaux ; que ce moyen faciliterait leur ressort et celui de reprendre leur première action et leur diamètre, et par cela faire cesser la maladie, ce qui effectivement réussit. Il est vrai que le malade a été obligé de continuer l'usage des bougies beaucoup plus long-temps que je ne le fais faire ordinairement; mais au bout de quatre mois, il ne s'est plus senti de rien; et depuis cette époque, j'ai été à même d'être instruit qu'il n'a éprouvé aucun ressentiment.

VINGTIÈME OBSERVATION.

M. Cog***, âgé d'environ quarante-cinq ans, d'une constitution très-nerveuse, habitant près d'Annonay, vint me consulter le 7 janvier 1818. Il était alors à Paris, rue du Vieux-Colombier, n° 11; il avait dans le canal de l'urèthre des ulcères et des carnosités qui le faisaient considérablement souffrir depuis environ six ans, ce qui lui causait une très-grande difficulté d'uriner, et seulement goutte à goutte; quelquefois même les urines s'arrêtaient entièrement. Il avait consulté à ce sujet plusieurs hommes de l'art d'un mérite distingué, soit dans la ville de

Lyon, soit ici. Il avait employé différens moyens, et toujours suivi avec la plus grande exactitude tout ce qui lui avait été indiqué, mais malheureusement sans succès. Il avait entendu plusieurs fois prononcer la sentence fatale : il n'y a rien à faire, cela ne peut se guérir. Les efforts qu'il était obligé de faire pour émettre ses urines, lui avaient produit deux hernies incomplètes, une à chaque aine. Il était dans cet état de souffrance et de désespoir, lorsque M. de B***, ancien colonel, un de ses parens, me l'adressa. Je l'examinai avec soin, et sitôt après, je pris une toute autre idée de sa maladie, par rapport aux avantages que je croyais pouvoir retirer de ma novelle méthode, ce qui m'empêcha de partager l'opinion de ceux qui m'avaient précédé. Alors je lui donnai de l'espérance et le rassurai; bientôt après, je commençai l'usage de mes bougies avec la liqueur. L'introduction en fut d'abord très-difficile ; mais dans peu de jours, je parvins à les passer avec facilité jusqu'à la vessie. Enfin, dans moins d'un mois, ce malade fut guéri. Il ne continua l'usage de ma méthode quelques jours de plus, qu'afin, disait-il, d'éloigner de lui toute crainte de retour. Il est reparti d'ici pour son pays, les premiers jours du mois de mars, jouissant d'une parfaite santé et d'une grande satisfaction. Depuis, j'ai reçu de ses nouvelles, qui m'ont annoncé la continuité de cette même santé.

Il me serait aisé de faire connaître beaucoup d'autres observations semblables à celles que j'ai rapportées ci-dessus, mais cela ne serait que fastidieux, puisqu'il est vrai, ainsi que l'a dit un auteur célèbre, que cinq à six observations régulières sur le même sujet, sont suffisantes pour en constater l'efficacité, et la certitude de ses succès dans tous les cas.

FIN.

TABLE

DES MATIÈRES

Contenues dans cet ouvrage.

Fin de la table.

www.ingramcontent.com/pod-product-compliance
Ingram Content Group UK Ltd.
Pitfield, Milton Keynes, MK11 3LW, UK
UKHW020409230726
13925UKWH00003B/1317

9 782014 054811